Kedir Addisu

Prevalência da doença diarreica e factores de risco associados em Wolaita

Kedir Addisu

Prevalência da doença diarreica e factores de risco associados em Wolaita

ScienciaScripts

Imprint

Cover image: www.ingimage.com

This book is a translation from the original published under ISBN 978-3-330-33019-1.

Publisher:
Sciencia Scripts
is a trademark of
Dodo Books Indian Ocean Ltd. and OmniScriptum S.R.L publishing group

120 High Road, East Finchley, London, N2 9ED, United Kingdom
Str. Armeneasca 28/1, office 1, Chisinau MD-2012, Republic of Moldova, Europe
Printed at: see last page
ISBN: 978-620-7-94280-0

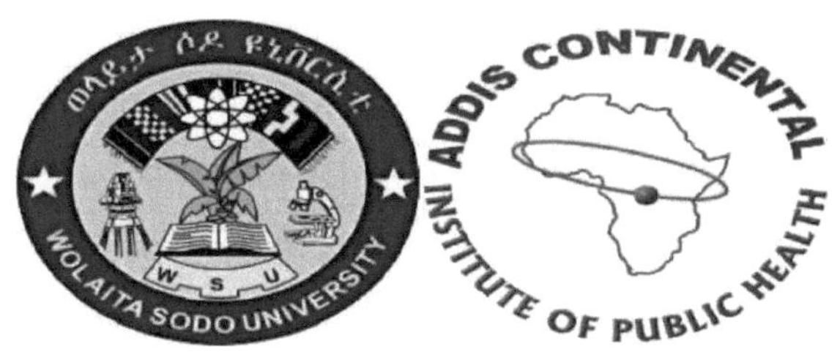

UNIVERSIDADE DE WOLAITA SODDO (USO) E INSTITUTO CONTINENTAL DE ASSUNTOS PÚBLICOS DE ADDIS (ACIA)

SAÚDE (ACIPH) PROGRAMA CONJUNTO MPH

PREVALÊNCIA DE DOENÇAS DIARREICAS EM CRIANÇAS COM MENOS DE CINCO ANOS DE IDADE

E FACTORES RELACIONADOS NA CIDADE DE SODDO, CNNPR, ETIÓPIA

NO ENDEREÇO

KEDIR ADDISU ALAMBO

AGRADECIMENTOS

Gostaria de expressar a minha sincera gratidão à minha supervisora, a **Dra. Amara Wark**, pelo seu apoio dedicado e altamente qualificado, pelo seu feedback honesto, pela sua paciência e compreensão. Os seus conselhos e encorajamento deram-me a confiança necessária para pensar de forma crítica e lançaram as bases para um trabalho independente. Sem a sua orientação perspicaz, teria sido difícil concluir este trabalho. Gostaria de agradecer à Universidade de Wolaita Soddo e ao Instituto Continental de Saúde Pública de Addis (ACIPH) por me terem proporcionado uma excelente oportunidade de formação em MPH e à biblioteca e ao centro de Internet por me terem ajudado a encontrar a literatura necessária para esta tese. Gostaria de agradecer ao Departamento de Saúde de Soddo pelo seu apoio e cooperação durante todo o projeto. Os meus agradecimentos especiais aos colectores de dados e aos supervisores de campo pelo seu trabalho árduo que tornou este estudo possível.

Por último, gostaria de agradecer à minha família pelo seu apoio, carinho e compreensão.

ÍNDICE

RESUMO

CONTEXTO: Embora a associação entre factores de risco ambientais e a incidência de doenças diarreicas em crianças tenha sido documentada noutros países, há poucos estudos na Etiópia em geral e na cidade de Soddo em particular. O presente estudo investigou a prevalência e os factores de risco associados às doenças diarreicas em crianças com menos de cinco anos de idade.

MÉTODOS: Foi realizado um estudo transversal de base comunitária na cidade de Soddo, no sul da Etiópia. Novecentas e setenta **(970)** mães/cuidadores de crianças com menos de cinco anos que viviam em agregados familiares seleccionados por amostragem aleatória sistemática dos kebeles da cidade constituíram a população do estudo. Os dados foram recolhidos utilizando um questionário estruturado e pré-testado, introduzidos no computador, editados e limpos utilizando o Epi Info versão 3.5.4 e analisados utilizando o SPSS para Windows versão 16.0. Utilizou-se um modelo de regressão logística binária para calcular o odds ratio e o intervalo de confiança a 95% para os vários factores de risco, com o nível de significância fixado em **P < 0,05**.

RESULTADOS: Dos **970** pares mãe/cuidador/criança inquiridos, **954** participaram no estudo, o que corresponde a uma **taxa de resposta** de **98,4%.** A idade média dos inquiridos e das crianças índice foi de 27,62 (+5,03 DP) anos e 26,41 (+15,89 DP) meses, respetivamente. A prevalência de diarreia nas duas semanas anteriores ao estudo foi de aproximadamente **11%**. Na análise bivariada, verificou-se que vários factores de risco, incluindo o rendimento mensal inferior a 500 birr e a idade da criança (P<0,05), estavam significativamente associados à doença diarreica em crianças com menos de cinco anos, enquanto o número de irmãos com menos de cinco anos no agregado familiar, o rendimento mensal inferior a 500 birr e a idade da criança de 12-23 meses foram as únicas variáveis significativas na análise multivariada (P<0,05).

Conclusão: As doenças diarreicas constituíram um problema importante entre as crianças com menos de cinco anos de idade na cidade de Soddo. Devem ser desenvolvidos programas de intervenção adequados para aumentar o espaçamento dos nascimentos e o rendimento mensal das famílias.

Palavras-chave: diarreia, factores associados, crianças com menos de cinco anos, Etiópia

1. INTRODUÇÃO

1.1 ANTECEDENTES

As doenças diarreicas são, desde há muito, uma das principais causas de morbilidade e mortalidade a nível mundial. Calcula-se que haja 3 a 5 mil milhões de casos de doenças diarreicas e 5 a 10 milhões de mortes relacionadas com a diarreia por ano em África, na Ásia e na América Latina (1). Existem três tipos clínicos de diarreia: diarreia aquosa aguda que dura algumas horas ou dias, incluindo a cólera; diarreia aguda com sangue, também conhecida como disenteria; e diarreia persistente que dura 14 dias ou mais (2).

As crianças com menos de cinco anos são as que correm maior risco, com 745 milhões a mil milhões de episódios por ano e 3 a 4 milhões de mortes (cerca de 12 000 mortes por dia). Isto faz com que as doenças diarreicas sejam a segunda causa de morte mais comum entre as crianças nos países menos desenvolvidos, a seguir às infecções respiratórias (1).

A grande maioria das mortes por diarreia ocorre em crianças com menos de cinco anos em países de baixo e médio rendimento (2). A Etiópia é atualmente um dos cinco países do mundo com o maior número absoluto de mortes anuais em crianças com menos de cinco anos (1). No entanto, existe menos documentação sobre a forma como os governos e as organizações de ajuda podem melhorar a lavagem das mãos com sabão (3)

As mulheres que referiram viver em agregados familiares onde a principal fonte de água era a água da torneira e que tinham uma sanita com autoclismo em casa tinham mais probabilidades de ter filhos com diarreia, enquanto as mulheres que utilizavam poços protegidos tinham menos probabilidades de ter filhos com diarreia. Os factores associados à diarreia incluem a idade da criança, a educação da mãe, a principal fonte de água, a casa de banho, o local de residência, a eliminação das fezes das crianças e a eliminação da água suja(4).

1.2 DEFINIÇÃO DO PROBLEMA

As doenças diarreicas são uma das principais causas de mortalidade e de subnutrição das crianças com menos de cinco anos nos países em desenvolvimento. Nos países africanos, incluindo a Etiópia, cada criança sofre de diarreia, em média, cinco vezes por ano, e a prevalência de diarreia quinzenal em diferentes partes da Etiópia situa-se entre 10 e 40% As doenças diarreicas são sistematicamente o primeiro ou o segundo motivo de visita às instalações de saúde no país. Globalmente, só a diarreia é responsável por 19% das mortes de crianças com menos de cinco anos em todo o mundo, 22,5% dos internamentos hospitalares e até 20% de todas as consultas externas de crianças. A taxa de mortalidade por diarreia, ou seja, o número de mortes de crianças causadas por diarreia em relação ao número total de mortes de crianças por qualquer causa, é de 46%. Os perigos da diarreia estão associados à desidratação e à subnutrição, enquanto a disenteria é outra das principais causas de morte devido às complicações fatais que lhe estão associadas. O principal objetivo do controlo das doenças diarreicas na Etiópia é reduzir a morbilidade e a mortalidade das crianças com menos de 5 anos que sofrem de doenças diarreicas. O controlo e a prevenção podem ser alcançados através de serviços de tratamento, prevenção, promoção e reabilitação (5)

As doenças diarreicas são uma das principais causas de morbilidade e mortalidade infantil nos países em desenvolvimento, onde morrem todos os anos cerca de cinco milhões de crianças com menos de cinco anos. As crianças com menos de 5 anos podem contrair diarreia até 5 vezes por ano, sendo mais comuns 3 a 4 episódios. A maioria dos episódios de diarreia ocorre em crianças nos primeiros 2 anos de vida. Em algumas regiões, as crianças pequenas passam 15-20% do seu tempo com diarreia. Cerca de 5 milhões de pessoas morrem todos os anos de doenças diarreicas. Cerca de 80% destas mortes ocorrem em crianças nos primeiros 2 anos de vida. A maioria das doenças diarreicas são agudas e não duram mais de 2 semanas; no entanto, cerca de 5% duram mais tempo(5).

Estes casos persistentes de diarreia requerem um tratamento dispendioso e muitas vezes ineficaz e podem ser responsáveis por até 25% de todas as mortes relacionadas com a diarreia. Para além das elevadas taxas de morbilidade e mortalidade, as doenças diarreicas são uma das principais causas de subnutrição nas crianças.

Além disso, até 30 % das camas de crianças nos países em desenvolvimento são ocupadas por crianças com doenças diarreicas. Consequentemente, as doenças diarreicas representam um pesado encargo para os estabelecimentos de saúde e para os orçamentos nacionais da saúde (5)

A nível mundial, a diarreia é a terceira principal causa de morbilidade e a sexta principal causa de morte na população de todas as idades. Uma análise de 10 anos do problema global das doenças diarreicas revelou que ocorrem anualmente mil milhões de episódios e 3 milhões de mortes em crianças com menos de cinco anos de idade. As doenças diarreicas são uma das principais causas de morbilidade e de mortalidade nos países em desenvolvimento, nomeadamente nas crianças com menos de cinco anos. Em África, a diarreia afecta cada criança cinco vezes por ano e 800 000 crianças morrem todos os anos de desidratação relacionada com a diarreia (6).

Existem estudos que foram realizados noutros distritos sobre uma questão semelhante, mas não existem estudos que examinem os factores relacionados com as doenças diarreicas, embora a cobertura geral e a cobertura das crianças com menos de cinco anos na cidade de Soddo seja elevada. Muitas unidades de saúde tentaram melhorar a situação dando formação às mães que cuidam dos seus filhos menores de cinco anos, aumentando a educação sanitária e mobilizando as comunidades. No entanto, estes esforços não se basearam numa investigação sistemática dos possíveis factores determinantes da prática atual. O presente estudo teve como objetivo ajudar a colmatar a lacuna de informação (saneamento, higiene, espaçamento de partos, etc.) e, subsequentemente, melhorar a prevalência de doenças diarreicas e factores relacionados na cidade.

1.3 RELEVÂNCIA DA INVESTIGAÇÃO

Apesar do facto de a doença diarreica ser uma doença evitável e tratável em todo o mundo, uma vasta gama de morbilidade e mortalidade em crianças com menos de cinco anos de idade é atribuída à doença diarreica. Apesar de vários estudos localizados realizados em diferentes partes do país, nenhum estudo tentou identificar as doenças diarreicas e os factores associados em crianças com menos de cinco anos de idade na área de estudo. Por conseguinte, é necessário realizar este estudo para desenvolver a prevenção das doenças diarreicas. Os profissionais de saúde que trabalham em clínicas para menores de cinco anos e em clínicas comunitárias utilizarão os resultados deste estudo como base para a sua educação para a saúde, a fim de minimizar as doenças diarreicas. Os resultados deste estudo fornecerão ao governo e às organizações não governamentais informações relevantes para o planeamento e intervenção futuros em estratégias adequadas de prevenção das doenças diarreicas.

REVISÃO DA LITERATURA

Diarreia são três ou mais fezes líquidas ou aquosas num período de 24 horas. No entanto, as mães podem utilizar termos diferentes para a diarreia, dependendo se as fezes são soltas, aquosas, com sangue, mucosas ou vómitos. A diarreia que ocorre de forma aguda e dura menos de 14 dias é designada por *diarreia aguda*. Se a diarreia tiver um início agudo e durar mais tempo, normalmente mais de 14 dias, chama-se diarreia persistente (5)

As doenças diarreicas continuam a ser uma das principais causas de morbilidade e mortalidade nas crianças. A nível mundial, as crianças com menos de cinco anos sofrem de diarreia, em média, 3,2 vezes por ano e, consequentemente, 1,87 milhões de crianças morrem de desidratação relacionada com a diarreia (8).

Um estudo realizado em África revela que as doenças diarreicas continuam a ser uma das causas mais importantes de morbilidade e mortalidade nos países em desenvolvimento, em especial nos países africanos. Todos os anos, cerca de 2,5 milhões de pessoas morrem de doenças diarreicas, 60 a 70% das quais são crianças com menos de cinco anos. A doença é responsável por mais de um quarto das mortes de crianças no mundo atual. A maior parte destas mortes ocorre nos países em desenvolvimento, onde se calcula que 25% da mortalidade das crianças com menos de cinco anos é diretamente atribuível à diarreia (9).

A diarreia é geralmente um sintoma de uma infeção do trato digestivo, que pode ser causada por uma variedade de agentes patogénicos. Estes incluem vírus, bactérias e parasitas. Só de diarreia morrem mais crianças do que de SIDA, malária e sarampo juntos (2)

A taxa de mortalidade infantil na Etiópia em 2007 foi de 199 por 1000 nascimentos, e cerca de uma em cada cinco mortes por ano na Etiópia deve-se a doenças diarreicas.(8) Segundo estimativas recentes, a prevalência de doenças diarreicas em crianças com menos de cinco anos de idade é de cerca de 30,6% e de 16% num período de duas semanas. De acordo com os centros de saúde de Soddo, as doenças diarreicas constituem um grave problema de saúde na região e estão entre as dez principais doenças que causam morbilidade e mortalidade em crianças com menos de cinco anos.

1.4 FACTORES ASSOCIADOS ÀS DOENÇAS DIARREICAS

A literatura mostra que a idade é o fator mais comum no desenvolvimento de doenças diarreicas e é responsável por cinco milhões de mortes em crianças com menos de cinco anos de idade. Cerca de 80% destas mortes ocorrem nos primeiros dois anos de vida. As crianças nesta faixa etária podem ter 5-10 episódios de diarreia por ano.(5) Em comparação com as crianças com idades compreendidas entre os 48-59 meses, as crianças com idades entre os 6-11 meses e os 12-23 meses tinham 2,22 (IC95% [2,02, 2,44]) e 1,84 (IC95% [1,71, 2,00]) vezes mais probabilidades de desenvolver diarreia, respetivamente. Estudos prospectivos baseados na comunidade na Gâmbia, no Uganda e no Sudão mostram que a diarreia leva a um menor aumento de peso. O impacto da diarreia no aumento de peso foi maior nos bebés com idades compreendidas entre os 7 e os 12 meses (10).

A educação é outro fator no desenvolvimento da diarreia. Os filhos de mães sem educação formal tinham 11% (AOR = 1,11, IC 95% [1,04, 1,18]) mais probabilidades de desenvolver diarreia do que os filhos de mães com educação secundária (4). O mesmo estudo mostrou que a prevalência de diarreia dependia da educação da mãe e era significativamente menor em crianças de mães com educação superior do que em crianças de mães sem educação. Isto deve-se provavelmente ao facto de a educação proporcionar conhecimentos sobre higiene, práticas de alimentação e desmame e interpretação dos sintomas, o que facilita a intervenção atempada nas doenças infantis (5).

Num outro estudo, a falta de acesso a uma casa de banho foi associada a uma elevada incidência de diarreia. A maior redução da incidência de diarreia foi observada nas casas de banho com autoclismo em comparação com as latrinas de fossa. As latrinas públicas tendem a ser pouco higiénicas e insalubres para as crianças devido à presença de moscas e de chão sujo, o que favorece a propagação de infecções como a cólera, a shigella, a salmonela e o rotavírus, que se revelaram a principal causa de diarreia nas crianças (2).

Na Etiópia, cerca de 61% dos agregados familiares têm acesso a uma fonte melhorada de água potável e apenas 38% têm acesso a saneamento (6). As doenças diarreicas causadas por água não segura e saneamento deficiente são a principal causa de morbilidade e mortalidade em crianças com menos de cinco anos em todo o mundo, especialmente nos países pobres (2).

Outro fator é o facto de a África Subsariana ser uma região onde factores geográficos, económicos, políticos, socioculturais e pessoais únicos se combinam para tornar a prevenção e o controlo das doenças diarreicas particularmente difíceis. Enquanto se espera que a maioria das regiões do mundo reduza a mortalidade infantil por doenças diarreicas em 30-50% entre 1990 e 2000, a África Subsariana registará uma redução de apenas 3%. Assim, até ao ano 2000, a África Subsariana será responsável por cerca de 40% das mortes de crianças por diarreia a nível mundial, embora esta região tenha apenas 19% da população mundial com menos de cinco anos de idade. Esta epidemia em curso merece uma atenção contínua por parte dos programas e da investigação, uma vez que a saúde pública internacional enfrenta os novos desafios das doenças infecciosas e a alteração do peso das doenças associada à transição demográfica(2).

A investigação demonstrou que as infecções contribuem para a subnutrição ao provocarem uma redução da ingestão de alimentos, uma absorção deficiente, um aumento das perdas de fluidos, electrólitos, proteínas e ferro e ao alterarem o metabolismo normal. Numerosos estudos realizados em crianças com menos de cinco anos de idade nos países em desenvolvimento demonstraram que tanto a diarreia aguda como a persistente podem contribuir para a desnutrição ou agravá-la e, inversamente, que a desnutrição crónica pode ser um fator de risco para a diarreia (2).

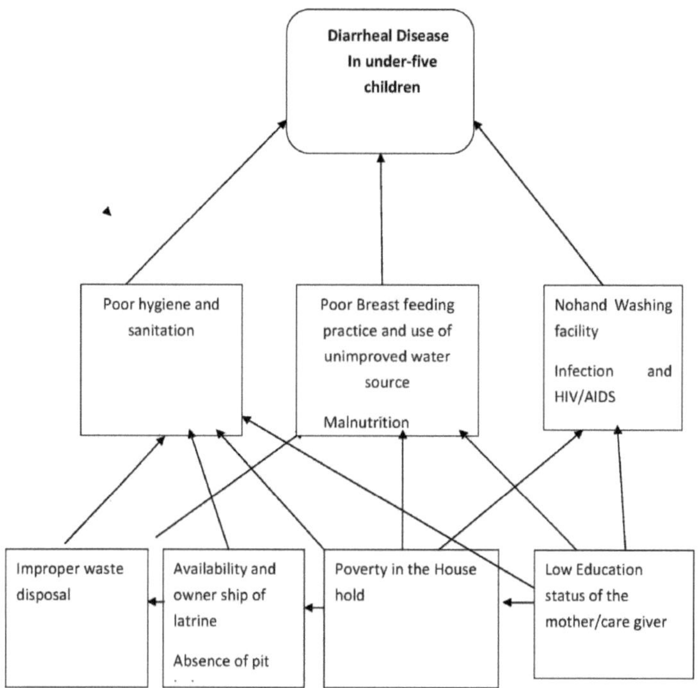

1.5 UM QUADRO CONCEPTUAL PARA AS DOENÇAS DIARREICAS BASEADO EM REVISÃO DA LITERATURA

OBJECTIVOS.

AIM

> Estimativa da prevalência de doenças diarreicas e factores associados em crianças com menos de cinco anos de idade na cidade de Soddo, Zona de Wolaita, Etiópia

OBJECTIVOS ESPECÍFICOS

> Determinação da prevalência de doenças diarreicas em crianças com menos de cinco anos de idade na cidade de Soddo, Zona de Wolaita, Etiópia

> Identificação dos factores associados às doenças diarreicas em crianças com menos de cinco anos de idade na cidade de Soddo, Zona de Wolaita, Etiópia

MÉTODOS

DOMÍNIO DE INVESTIGAÇÃO

O estudo foi efectuado na cidade de Soddo, na zona de Wolaita. A zona de Wolaita é uma das 13 zonas do estado regional SNNPR e está situada na parte sul da região, a 381 quilómetros de Adis Abeba. A capital da zona de Wolaita é a cidade de Soddo, com uma população de 108.653 habitantes. Inclui 3 sub-cidades e 11 kebeles administrativas. A cobertura dos cuidados de saúde na zona de Wolaita é de 95% e na cidade de Soddo de 86%. A cidade tem 2 hospitais, 3 centros de saúde, 11 postos de saúde e mais de 15 instalações de saúde privadas que prestam serviços de saúde, incluindo doenças diarreicas e factores relacionados.

De acordo com os dados da Agência Central de Estatística Zonal (ZSA) para 2012, a população total de Soddo está estimada em 105.591 e cerca de 21.549 agregados familiares, e para 2013, assumindo um aumento natural de 2,9% para a região SNNP, espera-se que seja de 108.653 e 22.174 agregados familiares. O número total de crianças com menos de cinco anos na cidade é estimado em 16.950 no final de 2013, assumindo que 15,6% da população total tem menos de cinco anos.

CONCEPÇÃO DO ESTUDO:

Foi realizado um estudo transversal de base comunitária na cidade de Soddo.

PERÍODO DE ESTUDO

O estudo foi realizado de 15 de dezembro a 2 de janeiro de 2013/2014.

POPULAÇÃO DE ORIGEM

População - todas as mães/cuidadores de crianças com menos de cinco anos que vivem na cidade

POPULAÇÃO ESTUDADA

Mães com crianças com menos de cinco anos que vivem nos agregados familiares da amostra em que os dados foram recolhidos.

CRITÉRIOS DE ELEGIBILIDADE

CRITÉRIOS DE INCLUSÃO

Mães com uma criança com menos de cinco anos que desejem participar no inquérito em kebeles e agregados familiares seleccionados.

CRITÉRIOS DE EXCLUSÃO

Foram excluídas as mães/cuidadores de crianças com menos de cinco anos que tinham outros problemas de saúde, as pessoas gravemente doentes e as pessoas que não viviam permanentemente na cidade.

7 TÉCNICA E PROCEDIMENTO DE AMOSTRAGEM

- Foi utilizado um processo de amostragem em várias fases: Primeiro, cinco das onze kebeles foram seleccionadas por sorteio. Depois, todos os agregados familiares nas kebeles seleccionadas foram inquiridos por dez enumeradores formados, de casa em casa, e foi registado um total de 9284 agregados familiares, dos quais 2371 em Fana, 1928 em Dil-betgle, 1744 em Wadu, 1639 em Selam e 1602 em Kera Kebele. Durante o estudo, os agregados familiares com crianças com menos de cinco anos foram identificados e registados um a um com um número de identificação. Os agregados familiares foram distribuídos por cada kebele de acordo com a sua dimensão. thO estudo incluiu então uma amostra sistemática (de 10 em 10 agregados) de agregados com crianças com menos de cinco anos, que foram identificados e registados consecutivamente durante o inquérito nas kebeles. Os agregados familiares seleccionados com crianças com menos de cinco anos de idade nas kebeles seleccionadas foram os seguintes (Fana 1813, Selam 1253, Wadu 1334, Dill Betigle1474 e 1225).

thForam seleccionadas amostras aleatórias sistemáticas (de 10 em 10 agregados familiares) para identificar os agregados familiares elegíveis (método da lotaria) para selecionar o primeiro agregado familiar dos primeiros dez agregados familiares, tendo sido sorteado o número 5 (5, 15, 25 ....)

Se mais de uma criança com menos de cinco anos vivesse no mesmo agregado familiar, apenas uma criança era selecionada por sorteio para recolher informações sobre as características de saúde da criança.

Se num agregado familiar vivesse mais do que uma mãe/cuidador de crianças com menos de cinco anos, apenas uma mãe/cuidador era selecionada por sorteio para recolher informações sobre as características de saúde das crianças.

4.7.1 FIGURA_2 REPRESENTAÇÃO ESQUEMÁTICA DO PROCESSO DE AMOSTRAGEM

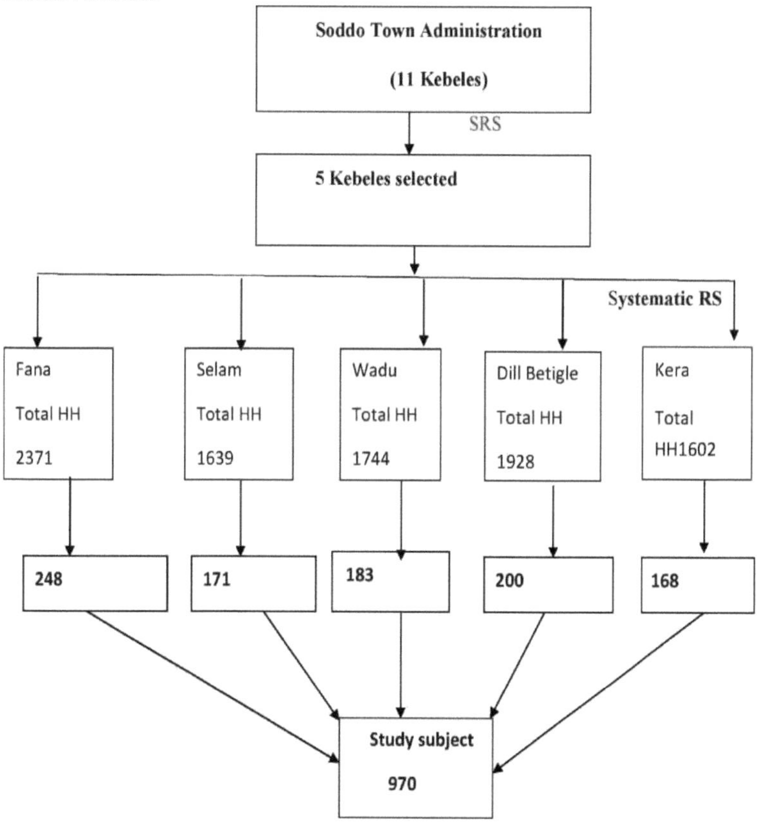

4.8 DETERMINAÇÃO DA DIMENSÃO DA AMOSTRA

A. A prevalência de diarreia quinzenal em crianças com menos de cinco anos de idade na área de estudo ainda não foi determinada ou investigada. Por conseguinte, a prevalência de diarreia quinzenal em crianças com menos de cinco anos na região SNNP **(16,4%)** do último relatório do Inquérito Demográfico e de Saúde da Etiópia de 2011 foi utilizada para calcular a dimensão da amostra. Foram utilizados os seguintes pressupostos: tamanho do efeito estimado de **1,5**, precisão desejada de **3 %,** nível de confiança de **95 %** e taxa de não resposta assumida de **10 %**. A dimensão da amostra calculada foi de **970 pessoas.**

Para determinar a dimensão da amostra da população, foi utilizada a seguinte fórmula padrão, baseada na prevalência de diarreia em crianças com menos de cinco anos na região SNNP de 16,4%.

$$n = \frac{Z^2_{1-a/2}p(1-p)}{d^2}$$ em que,

n= dimensão da amostra

d= precisão desejada 3%=(0,03)

z=Valor padrão da distribuição normal a um nível de confiança de 95%=$(1,96)^2$

p=prevalência de doenças diarreicas=16,4% (EDHS 2011)

g=assunção do efeito de projeto =1,5

Assim: d^2 =0,0009, Z=3,8416, P=16,4%=0,164,g=1,5

$$\text{Assim, } n = \frac{Z^2_{1-a/2}p(1-p)}{d^2}$$

$$n = \frac{3.8416 \times 0.164(1-0.164)}{0.0009}$$

n=52899/.0009=587X1.5=881X10%, **n =970**

B. O software de cálculo da dimensão da amostra EPI-Info (versão 3.5.1) foi utilizado para determinar a dimensão da amostra dos factores associados às doenças diarreicas com base em estudos recentes realizados em diferentes áreas da Etiópia e de outros países.

Crianças que amamentam nos grupos de controlo (não expostas) 35% e crianças que recebem outro leite no grupo de casos (expostas) 51,85%, utilizando OR 2, poder de 80%, rácio de expostos para não expostos1:1, tamanho da amostra **292**, e crianças que vivem em casas onde as fezes são visíveis à volta da fossa/chão 45% dos grupos de casos (expostas) e 19% dos grupos de controlo (não expostas), OR 1.Além disso, as crianças que utilizam uma fonte de água melhorada ou os grupos de controlo são 46,73% (não expostos) OR:1,93 e os grupos de casos são 62,84% (expostos ou que utilizam uma fonte de água não melhorada), a dimensão da amostra é **320** A dimensão normal da amostra com base na prevalência é **881,** depois, com um efeito de conceção de 1,5**,** a dimensão da amostra passa a ser (**322, 150 e 352**, respetivamente).

Com uma taxa de não-resposta de 10 %, a maior dimensão da amostra calculada foi de **970** pessoas.

Quadro 1: Dados de verão sobre a dimensão da amostra calculada para os factores associados com base em diferentes pressupostos

Factores	Caseína Aberto	Controlo (em un emitido)	Coeficientes Correlação	Significado Teste	Dimensão total da amostra de 10 por cento dos não respondentes
Amamentação	51.85%	35%	2	95%	322
Fezes visíveis à volta da fossa/laje/revestimento do pavimento	45%	19%	3.13	95%	150
Fonte de água	62.84%	46.73%	1.93	95%	352

4.9 RECOLHA DE DADOS

Dez colectores de dados que tinham completado o 10º ano e dois observadores ambientais da cidade de Soddo, fluentes em amárico e volatgna, receberam formação sobre instrumentos de recolha de dados, métodos de campo, critérios de inclusão e exclusão, manutenção de registos e processamento.

Dez por cento do questionário foi pré-testado numa outra kebele com o mesmo nível de todos os aspectos de infra-estruturas básicas e características sócio-demográficas na área de estudo. Os colectores de dados foram distribuídos de acordo com a população de cada kebele. Os colectores de dados foram a todas as casas e entrevistaram as mães/cuidadores de crianças com menos de cinco anos de idade. Os dados sobre a diarreia e os factores relacionados foram depois recolhidos junto de cada criança, utilizando um questionário estruturado traduzido do inglês para o amárico e fluente em ambas as línguas, para garantir a sua validade e consistência, tendo os supervisores assumido a responsabilidade total pela gestão e manuseamento de todo o processo de recolha de dados e pela correção de quaisquer problemas com o investigador principal.

4.105 TIDI-VARIEDADES

4.10.1 VARIÁVEL DEPENDENTE

Ocorrência de diarreia nas últimas duas semanas.

4.10.2 VARIÁVEIS INDEPENDENTES

- Rendimento familiar
- Idade da mãe
- Idade da criança
- Estado do apartamento
- Tamanho da família
- Formação para mães
- Disponibilidade e utilização de latrinas
- Sala de lavagem das mãos
- Tipos de fontes de água
- Distância da fonte de água potável (tempo de deslocação de e para a fonte)
- Volume de consumo diário de água
- Presença ou ausência de uma tampa de fossa
- Método de eliminação de resíduos
- Limpeza dos pavimentos, latrinas e chão da casa

4.11 DEFINIÇÃO OPERACIONAL

DIAREA: aumento da frequência das fezes ou do fluido que é considerado anormal pela mãe ou pela pessoa que cuida dele.

Lavagem das mãos: A lavagem das mãos foi definida como a lavagem das mãos antes de comer, antes de preparar os alimentos, depois de defecar, depois de limpar as fezes das crianças e quando se pega em animais.

Tipos de latrinas É feita uma distinção entre latrinas com fossa, latrinas com fossa, latrinas com fossa e latrinas sem fossa.

1 . **FOSSA tradicional**:

Uma latrina de fossa simples é a forma mais barata e mais simples de melhorar a eliminação das águas residuais. Consiste numa fossa quadrada, retangular ou redonda que é escavada no solo e coberta com uma tampa ou base higiénica com um buraco através do qual as fezes caem na fossa. A fossa é coberta por um teto e equipada com uma porta. Situa-se a uma certa distância das fontes de água e da casa.

As latrinas de fossa tradicionais consistem geralmente numa única fossa coberta por uma placa com um orifício e uma superestrutura.

2 . **Latrina de fossa:** latrina com uma fossa para recolha e decomposição das fezes, da qual o líquido se infiltra no solo circundante.

3 . **Latrina com autoclismo:** Uma retrete com um sifão que é encastrado na laje e que, em alternativa, é esvaziado através de um pequeno tubo. Latrina de descarga/latrina de fossa refere-se a um sistema em que as fezes são descarregadas para um buraco no chão ou para uma latrina de fossa (protegida, coberta).

Uma latrina cujo funcionamento depende de uma pequena quantidade de água vertida manualmente de um recipiente para expulsar as fezes do local de defecação.

4 **Latrina VIP** (Ventilated Improved Pit Latrine): A VIP é uma latrina de fossa com um painel e um tubo de ventilação para remover os odores desagradáveis da fossa e libertá-los para o ar através da linha do telhado da superestrutura. Na extremidade superior do tubo de ventilação está fixada uma rede mosquiteira.

GESTÃO DE RESÍDUOS LÍQUIDOS: Processos e práticas para evitar a descarga de poluentes durante a produção, recolha e eliminação de materiais líquidos não perigosos; também definida como gestão de resíduos líquidos a nível doméstico.

RECUPERAÇÃO DE RESÍDUOS SÓLIDOS: Materiais sólidos indesejáveis ou inutilizáveis gerados pelas actividades combinadas de todos os agregados familiares, da indústria e do comércio. Os resíduos sólidos reduzem ou eliminam os impactos negativos sobre o ambiente e a saúde humana e contribuem para o desenvolvimento económico e a qualidade de vida. A gestão dos resíduos sólidos diz respeito à eliminação dos resíduos sólidos nas habitações, nos edifícios e no exterior.

PROCEDIMENTOS DE GESTÃO E ANÁLISE DE DADOS

Os dados foram introduzidos e limpos utilizando o software estatístico EPI INFO versão 3.5.4 e analisados utilizando o pacote de software SPSS versão 16.0. Para a análise foram utilizadas estatísticas descritivas como a distribuição de frequências, médias, percentagens, valores de p inferiores a 0,05 e odds ratio para testes estatisticamente significativos. Foi efectuada uma análise de regressão logística binária para avaliar a importância relativa das variáveis explicativas/impacto na variável dependente/resultado. Para evitar um número excessivo de variáveis e estimativas instáveis no modelo subsequente, apenas as variáveis que obtiveram um valor de p inferior a 0,2 foram incluídas na análise subsequente.

CONSIDERAÇÕES ÉTICAS

Foi obtida aprovação ética do Comité de Revisão Institucional (IRB) do ACIPH/WSU. Os funcionários zonais e municipais apropriados em cada nível foram então notificados por cartas oficiais do Programa Conjunto de MPH da Escola de Saúde Pública ACIPH/WSU. Foi obtido o consentimento verbal informado das mães das crianças. As entrevistas foram realizadas à porta fechada e a confidencialidade da informação foi assegurada através da codificação das gravações e permitindo o acesso apenas aos membros da equipa de investigação. As crianças que ficaram doentes durante as visitas foram aconselhadas a dirigir-se imediatamente a uma unidade de saúde próxima.

DISSEMINAÇÃO

Os resultados serão partilhados com o Departamento de Saúde Pública, a Universidade de

Wolaita-Soddo, o Gabinete de Saúde Zonal de Wolaita, o Gabinete Regional de Saúde, a ACIPH e o Gabinete Administrativo de Saúde da Cidade de Soddo e outras autoridades interessadas. Será igualmente entregue uma cópia à instituição em causa. Os resultados do estudo serão apresentados em seminários e workshops e serão envidados esforços adicionais para divulgar os resultados do estudo e estimar a prevalência de doenças diarreicas em crianças com menos de cinco anos de idade e os factores a elas associados.

RESULTADOS

Um total de **970** agregados familiares com pelo menos uma criança com menos de cinco anos de idade foram seleccionados para participar no estudo, dos quais **954** foram incluídos no estudo, o que representa uma taxa de resposta de **98,4 por cento.** Quase todas as inquiridas eram mães biológicas **(98,4 por cento),** protestantes 645 (67,6 por cento) e ortodoxas 266 (27,9 por cento) por religião, voláteis 792 (83 por cento) por grupo étnico, casadas (95,2 por cento) e donas de casa (60,6 por cento), a maioria tinha educação formal (70,9 por cento) e vivia na cidade. 397 mães/cuidadores (41,6%) tinham entre 26 e 30 anos, sendo que a maioria, 81 (8,5%), tinha menos de 20 anos, 284 (29,8%) tinham entre 21 e 25 anos, 139 (14,6%) tinham entre 31 e 35 anos e 53 (5,6%) mães tinham mais de 35 anos. A idade média dos inquiridos e das crianças índice era de 27,62 (+5,03 DP) anos e 26,41 (+15,89 DP) meses, respetivamente. A dimensão média da família na população em estudo foi de 5,2 (±1,8 DP) pessoas. 781 (81,9%) agregados familiares tinham uma criança com idade inferior a cinco anos e 173 (18,1%) agregados familiares tinham duas ou mais crianças com idade inferior a cinco anos. O número de homens (58,5%) era ligeiramente superior ao de mulheres (41,5%).

104 crianças tiveram diarreia nas duas semanas anteriores ao inquérito, o que corresponde a **11%**. As crianças no grupo etário dos 12-23 meses tiveram a maior prevalência de diarreia **(18,5%)** (p=0,002).

Quadro 1 Características socioeconómicas e demográficas dos inquiridos, Cidade de Soddo, 2014

Variáveis	Categoria de resposta	Frequência(954)	%
Idade da mãe em anos	<20	81	8.5
	21-25	284	29.8
	26-30	397	41.6
	31-35	139	14.6

	>35	53	5.6
Sexo da criança	Homem	558	58.5
	Senhora	396	41.5
Idade da criança em meses	0-5	106	11.1
	6-11	83	8.7
	12-23	184	19.3
	24-35	201	21.1
	>35	380	39.8
Etnia	Volaita	792	83
	Outros	162	17
Religião	Protestante	645	67.6
	Ortodoxia	266	27.9
	Outros	43	4.5
Estado civil	Casado.	908	95.2
	Um solitário	10	1
	Divorciado	27	2.8
	Viúvo	9	0.9

Formação para mães/cuidadores	Sem educação formal	278	29.1
	Página principal	434	45.5
	Secundário	55	5.8
	Ensino superior	187	19.6
Tamanho da família	< 4	388	40.7
	>4	566	59.3
Número de crianças <5	Um	781	81.9
	Dois e mais	173	18.1
Profissão Mãe/cuidador	Dona de casa	578	60.6
	Funcionários públicos	172	18.0
	Comerciantes	167	17.5
	Outros	37	3.9
Mensalmente na comunidade	<500	108	11.3
	500-1000	130	13.6
	>1000	413	43.3
	Não sei.	303	31.8

A maioria, 620 (65%), vive em casas com chão de cimento e 610 (63,9%) agregados familiares utilizam água potável de fontes melhoradas, sobretudo água da torneira. 641 (67,2%) referiram demorar 15 minutos ou menos a ir buscar água. 815 (87,3%) agregados familiares tinham latrinas privadas, 119 tinham latrinas comunitárias e 16 (1,7%) não tinham latrinas. Dos **938** agregados familiares que tinham uma latrina, 899 (95,8%), 12 (1,3%) e 27 (2,9%) tinham uma latrina de fossa simples, uma latrina de fossa ventilada e melhorada e uma latrina de fossa com descarga, respetivamente. Dos 938 agregados familiares com latrina, a maioria constatou que 592 (63,2%) das latrinas de fossa não tinham tampa. No que respeita aos resíduos 66(6,9 %), 443(46,4 %) e 445(46,7 %) declararam que eliminavam os seus resíduos num campo aberto, num caixote do lixo e numa fossa/fossa de incineração, respetivamente.

Quadro-2 Características ambientais dos agregados familiares inquiridos na cidade de Soddo, sul da Etiópia, 2014

Variáveis	Categoria de resposta	Frequência (n=954)	%
Material da base da caixa	Sujidade	305	32
	Madeira	29	3
	Cimento	620	65
Fonte de água potável	Água de nascente protegida	160	16.8
	Água de nascente não protegida	52	5.5
	Água da torneira privada	409	42.9
	Canalização pública	201	21.1
	Poço escavado sem proteção	132	13.8
Tempo necessário para procurar água (em minutos)	<15	641	67.2
	16-30	195	20.4
	>30	118	12.4
Consumo diário de água (em litros)	<20	174	18.2
	20-30	196	20.5
	>30	584	61.2
Tipo de casa de banho	Latrina de fossa simples	899	95.8
	Latrina de fossa melhorada ventilada	27	2.9
	Uma latrina com fugas de água	12	1.3
	Não há casa de banho	16	1.7
Propriedade de uma casa de banho	Propriedade privada	819	87.3
	Geral	119	12.7
Cobrir a fossa	Sim	345	36.8
	Não	592	63.2
Fezes visíveis à volta da fossa/teto/chão da latrina	Sim	363	38.7
	Não	575	61.3
Fezes como parte de	Sim	94	10
	Não	844	90
Método de eliminação de resíduos	Fosso/terra	445	46.7
	Caixote do lixo	443	46.4
	Campo aberto	66	6.9
Sala de lavagem das mãos	Sim	361	37.8
	Não	593	62.2

Foi realizada uma análise multivariada para identificar factores de risco para a diarreia. Num modelo de regressão logística binária, a diarreia dependia do número de irmãos com menos de 5 anos de idade num agregado familiar com mais de uma criança, de um rendimento mensal inferior a 500 Birr e da idade da criança. Mais especificamente, as crianças de agregados familiares com dois ou mais irmãos tinham 1,7 vezes mais probabilidades de ter diarreia do que as crianças de agregados familiares com um irmão **(AOR = 1,7, 95% CI (1,01, 2,89)).**

As crianças no grupo etário dos 12-23 meses tinham 2,33 vezes mais probabilidades de ter diarreia do que as crianças no grupo etário com mais de 35 meses **(OR = 2,33, 95% CI (1,35, 4,02))**, e as crianças de famílias com um rendimento mensal inferior a 500 mil milhões de rands em comparação com as crianças de famílias com um rendimento mensal de 500 mil milhões de rands ou mais **(OR = 1,9, 95% CI (1,05, 3,43)).**

Foram também realizadas análises multivariadas para identificar factores de risco que não estavam significativamente associados à diarreia. No modelo de regressão logística binária, a diarreia não foi significativamente associada à educação da mãe, ao tamanho da família, à fonte de água, à cobertura da fossa da latrina, à propriedade de uma latrina, à presença de fezes na fossa, à presença de fezes no terreno, à eliminação de resíduos e à presença ou ausência de instalações de lavagem das mãos.

Quadro 3 Análise multivariada dos factores de risco para a diarreia em crianças com menos de 5 anos de idade na cidade de Soddo, no sul da Etiópia, 2014.

	Doenças diarreicas (DD)		Razão de probabilidade (IC 95%)	
Variável	Sim (%)	Não (%)	Bidimensional(COR)	Multidimensional(AOR)
Idade da criança em meses				
0-5	9(8.6)	97(91.4)	1.01(0.47,2.19)	1.07(0.49, 2.36)
6-11	11(13.3)	72(86.7)	1.66(0.8, 3.45)	1.61(0.75, 3.45)
12-23	34(18.5)	150(81.5)	2.47(1.47,4.14)***	2.33(1.35, 4.02)**
24-35	18(9)	183(91)	1.07(0.58,1.96)	1.14(0.61, 2.14)
>35+	32(8.4)	348(91.6)	1.00	1.00
Número de crianças <5				

um+	78(10)	703(90)	1.00	1.00
Dois e mais	26(15)	147(85)	1.6(0.99, 2.57)	1.7(1.01,2.89)*
Formação para mães				
Sem educação formal	36(12.9)	242(87.1)	1.24(0.69, 2.22)	1.02(0.53, 1.97)
Página principal	44(10)	390(90)	0.94(0.54, 1.65)	0.91(0.49, 1.64)
Secundário	4(7.3)	51(92.7)	0.66 (0.21, 2.0)	0.58 (0.18, 1.85)
Faculdade e ensino superior +	20(10.7)	167(89.3)	1.00	1.00
Rendimento mensal				
<500Birr.	20(18.5)	88(81.5)	2.1(1.22, 3.62)**	1.9(1.05, 3.43)*
500-1.000 Birr	14(10.8)	116(89.2)	1.12(0.61, 2.04)	0.98(0.51,1.89)
>1.000 Birr+	70(9.8)	646(90.2)	1.00	1.00
Tamanho da família				
< 4+	46(11.9)	342(88.1)	1.00	1.00
>4	58(10.3)	508(89.7)	0.85(0.56,1.28)	1.29 (0.81, 2.06)
Fonte de água				
Alargado+	59(9.7)	551(90.3)	1.00	1.00
Não melhorado	45(13.1)	299(86.9)	1.41(0.93, 2.13)	1.2(0.76, 1.9)
Cobrir a fossa				
Sim+	33(9.6)	312(90.4)	1.00	1.00
Não	67(11.3)	524(88.7)	0.83(0.54,1.29)	0.94(0.56,1.56)
Ter uma casa de banho				
privado+	86(10.5)	733(89.5)	1.00	1.00
Geral	14(11.8)	105(88.2)	0.88(0.48, 1.6)	1.11(0.58, 2.10)
Fezes no orifício/no prato				
Sim	44(12)	319(88)	0.78(0.52,1.19)	0.94(0.59, 1.51)
Não+	56(9.7)	519(90.3)	1.00	1.00
Foram observadas fezes nas instalações				
Sim	15(16)	79(84)	0.59(0.33,1.07)	0.7(0.36, 1.35)
Não+	85(10.1)	759(89.9)	1.00	1.00
Eliminação de resíduos				
Fosso/Fogo/ +	49(11)	396(89)	1.00	1.00

Caixote do lixo	44(9.9)	399(90.1)	0.89(0.58, 1.4)	0.85(0.54, 1.33)
Depósito de lixo a céu aberto	11(16.6)	55(83.4)	1.6(0.79, 3.3)	1.04(0.47, 2.34)
Sala de lavagem das mãos				
Sim+	33(9.1)	328(90.9)	1.00	1.00
Não	71(12)	522(88)	1.35(0.88,2.09)	0.82(0.49, 1.38)

*estatisticamente significativo a P<0,05, **a P<0,01 e ***a P<0,001

+ Grupo de referência

. DISCUSSÃO

Este estudo investigou a prevalência e os factores de risco socioeconómicos e ambientais da diarreia em crianças com menos de cinco anos de idade no sul da Etiópia. A prevalência de diarreia em crianças com duas semanas de idade foi de **11%**. A ocorrência de diarreia estava associada a uma idade de **12-23** meses, a duas ou mais crianças com menos de cinco anos no agregado familiar e a um rendimento mensal inferior a 500 Birr.

A incidência quinzenal da doença diarreica, que foi utilizada como critério no meu estudo, é comparável a estudos realizados na zona de Keffa Sheka, no sul ocidental da Etiópia, onde a prevalência da incidência quinzenal é de **15%** [**23**], no Vietname **11,3%** [12] e no Bangladesh **8,1%** [12]. Esta elevada taxa de diarreia nas crianças, apesar das melhorias significativas nas fontes de água e no saneamento, mostra que é necessária mais atenção.

Neste estudo, a diarreia foi significativamente associada à presença de duas ou mais crianças com menos de cinco anos de idade na família. Isto é consistente com um estudo realizado no distrito de Kerssa Istren da Etiópia [**20**] e no Vietname [**12**]. Outro estudo realizado na Eretria **[26]** também mostrou que o número de crianças nascidas é um fator de previsão da diarreia em crianças com menos de cinco anos de idade. Isto pode dever-se ao facto de as mães/cuidadores não serem capazes de cuidar de um grande número de crianças. Pode presumir-se que o intervalo entre nascimentos tem um efeito positivo na prevenção de doenças diarreicas. No entanto, um estudo efectuado no distrito de Derash contradiz este pressuposto. É possível que as diferenças na atenção das mães, as condições gerais de vida e o desenho do estudo expliquem os diferentes resultados. Sabe-se que, à medida que o número de crianças numa família aumenta, pode ocorrer sobrelotação, piorando as condições de higiene, o que, por sua vez, aumenta a probabilidade de exposição a agentes patogénicos. Também pode haver competição pela atenção da mãe e outros recursos.
Noutro estudo, verificou-se que o armazenamento de resíduos a céu aberto em casa era um fator de risco independente para a diarreia. Uma explicação simples para este

facto pode ser que a eliminação inadequada de resíduos é um terreno fértil para insectos que podem transmitir agentes patogénicos diarreicos dos resíduos para a água e para os alimentos **(2)** e a importância da lavagem das mãos na redução da incidência de doenças diarreicas nas crianças **(3)**. A presença de água e sabão nas estações de lavagem das mãos é um indicador do comportamento de lavagem das mãos **(3)**. No entanto, neste estudo, não foi encontrada uma associação significativa entre a presença de instalações de lavagem das mãos e de um sistema de eliminação de resíduos e a incidência de doença diarreica nas crianças. Isto pode dever-se a diferenças na área de estudo, como o local de residência. Pode também dever-se ao facto de a falta de acesso à água e ao saneamento ser maior nas zonas rurais do que nas zonas urbanas **(20)**.

Este estudo mostrou que a diarreia ocorreu significativamente mais frequentemente em crianças com idades entre os 12 e os 23 meses do que em crianças com mais de 35 meses. Este resultado é consistente com outros estudos **[12]**. Isto pode dever-se ao facto de o risco de diarreia aumentar numa altura em que a criança começa a movimentar-se pela casa e a receber outros alimentos para além do leite materno.

Esta é também a altura em que a maioria das crianças com menos de cinco anos são desmamadas. Quando a amamentação termina, os bebés ficam expostos a micróbios de origem alimentar e perdem a proteção proporcionada pelas propriedades de combate às infecções do leite materno. A incidência de diarreia entre os 6 e os 11 meses **(13%)** e entre os 12 e os 23 meses **(18,5%)** pode ser atribuída à introdução de fórmulas de desmame contaminadas **[20]**. Além disso, o gatinhar começa nesta idade e o risco de ingestão de materiais contaminados pode levar à diarreia. O risco de diarreia diminui após os 23 meses de idade, provavelmente porque as crianças desenvolvem imunidade aos agentes patogénicos após exposição repetida **[20]**. Neste estudo, os agregados familiares com um rendimento mensal inferior a 500 Birr foram significativamente associados à diarreia em crianças com menos de cinco anos de idade. Este facto é consistente com os resultados do estudo realizado em Eretria, mas contradiz outros estudos realizados em diferentes distritos **[2, 6, 20]**.

FORÇA E LIMITAÇÃO

FORÇA

- Foi realizado um acompanhamento de duas semanas da doença diarreica com algumas perguntas, após o que foi recrutada uma equipa de campo experiente para o inquérito.
- Além disso, as pessoas que sofriam de diarreia na altura da recolha de dados eram encaminhadas para o centro de saúde mais próximo para serem examinadas e tratadas.

RESTRIÇÕES

- Este estudo não examinou o número de dias de atraso na visita a uma criança com diarreia desde a primeira visita à unidade de saúde e qual o resultado dessa visita. Estas condições podem limitar a validade do estudo.

CONCLUSÃO E RECOMENDAÇÃO

CONCULTAÇÃO

Neste estudo, a prevalência de doenças diarreicas foi baixa em comparação com outros estudos. Os factores que foram significativamente associados às doenças diarreicas em crianças neste estudo foram: o número de crianças com menos de cinco anos de idade numa família é superior a um, o rendimento mensal do agregado familiar é inferior a 500 mil milhões de RUR e a idade das crianças é de 12-23 meses.

Em resumo, a diarreia infantil continua a ser um importante problema de saúde pública na comunidade estudada. A incidência da diarreia pode ser reduzida através de medidas para melhorar o saneamento, a higiene, a situação económica das famílias e o espaçamento dos nascimentos.

RECOMENDAÇÃO

Com base nestas conclusões, faço as seguintes recomendações

- Promover a educação sanitária para os grupos em idade reprodutiva sobre o espaçamento entre os nascimentos, o que pode ter um impacto positivo na prevenção das doenças diarreicas.
- A higiene alimentar e a higiene geral são fortemente recomendadas e recomenda-se mais investigação neste domínio.
- Capacitação e mobilização de uma comunidade ou de um agregado familiar para melhorar o estatuto socioeconómico.

REFERÊNCIA

1. Kebede S, Fisihacion T, Tesfaye W, Asres T, Kemal N, Dubale T, Tadios Y, Anmau T, Mekonnen W, e Joel T, 1995. Inquérito epidemiológico de saúde numa associação de agricultores rurais no sudoeste da Etiópia, Instituto de Saúde de Jimma.
2. Godana W., Mengiste B., Environmental factors associated with acute diarrhoea in children under five years of age in Derashe district, Southern Ethiopia, Scientific Journal of Public Health, Vol. 1, No. 3, 2013.
3. Comité Internacional de Resgate, Understanding handwashing behaviour in Ethiopia, Kenya and Thailand, 2011.
4. Siziya S, muula A, Rudatsikira E, Diarrhoea and acute respiratory infections-prevalence and risk factors in children under five years of age, In Iraque, 2000
5. Belachew T., Jira K., Faris K., Mekete G., Asres T. e Aragaw H., Diarrhoeal diseases for the Ethiopian health centre team, Universidade de Jimma em colaboração com a Iniciativa de Formação em Saúde Pública da Etiópia e o Centro Carter, 2001.
6. Regassa G., Birke W., Deboch B., Belachew T., Environmental determinants of diarrhoea among children under five years of age in Nekemte town, western Ethiopia, 2008.
7. Relatório anual da Associação de Saúde Pública da Etiópia 2011/2012
8. Rishi P. Mediratta, Feleke A., R. Bradley Sack, Risk factors and management of acute diarrhoea in North Gondar zone, Ethiopia, junho de 2010.
9. Christopher S Yilgwan, SN Okolo, Prevalência de diarreia e factores de risco no Hospital Universitário de Jos, Nigéria Departamento de Pediatria, Hospital Universitário de Jos, PMB 2076, Jos, Nigéria2012 | Volume :11 | Edição : 4 | Página : 217-221
10. Davidson H. Hamer, M.D. Cientista do Projeto ARCH Jonathon Simon, M.P.H. Líder do Projeto ARCH Donald Thea, M.D., M.Sc.ARCH Cientista do Projeto Gerald T.
    Keusch, Diretor Científico, Relatório Especial do Projeto de Investigação sobre Saúde Infantil, África Subsariana, abril de 1998.
11. Relatório anual do serviço de saúde da cidade de Soddo (centros de saúde) para 2013
12. Sra. Nida Rohmawati. Factores associados à diarreia em crianças com menos de cinco anos de idade na província indonésia de Banten .
    Estudo socioeconómico sobre a maternidade na Indonésia 2007 e cuidados de saúde primários
    Estudo 2007

13. Relatório anual sobre o trabalho do Gabinete de Saúde da Zona de Voliyta para 2013
14. Relatório atual sobre o inquérito demográfico e de saúde na Etiópia 2011
15. Ministério Federal da Saúde: Programa de desenvolvimento para o sector da saúde 4-2010/11-2014/15
16. Associação de Saúde Pública da Etiópia, 13.º Congresso Mundial de Saúde Pública, 23-27 de abril de 2012, Centro de Conferências das Nações Unidas (UNCC).
17. Associação de Saúde Pública da Etiópia Actas da 22.ª Conferência Anual 311 de outubro - 3 de novembro de 2011, Centro de Conferências das Nações Unidas (UNCC)
18. Associação de Saúde Pública da Etiópia: Jornal Etíope de Desenvolvimento da Saúde 2012
19. Remidius Kamuhabwa Kakulu, Diarreia em crianças com menos de cinco anos e factores de tratamento de água e armazenamento seguro no distrito de Mkuranga na Tanzânia, Universidade Muhimbili de Saúde e Ciências Aliadas, novembro de 2012.
20. Bezatou M, Yemane B, Alemayehu V. Prevalência de doenças diarreicas e factores de risco associados em crianças com menos de cinco anos de idade em Kerse district, EasternEthiopia,2011,vol.3,No.7,446-453(2013)
21. Agência dos Estados Unidos para o Desenvolvimento Internacional, Saúde Familiar, Inquérito sobre Doenças Diarreicas em Crianças com Menos de Cinco Anos de Idade, 2004.
22. U.S. EPA-823-R-99-011 U.S. Office of Science and Technology EPA-823-R-99-011 Office of Environment and Water agosto de 1999 Agência de Washington Giardia: Risco para bebés e crianças com menos de cinco anos de idade
23. Teklemariam S, Getaneh T, Bekele F. Environmental determinants of diarrhoea morbidity among children under five years of age. Zona de Keffa-Sheka no sudoeste da Etiópia. Ethiop Med J, 2000; 38(1): 27-34
24. The Last Ten Kilometres Project, 2009. inquérito de base sobre a saúde dos agregados familiares: Amhara, Oromia, SNNP e Tigrai. JSI Research &. Training, Inc. em Addis Ababa, Etiópia
25. Patrick Kelly Habib Khanfir Patricia H. David Michel Arata e Eckhard F. Kleinau Factores de risco ambientais e comportamentais para a diarreia infantil: um estudo em duas cidades marroquinas setembro de 1999.
26. Bui Viet Hung, Most common causes and risk factors for diarrhoea in children under five years of age at Dong Anh Hospital, Hanoi, North

Vietnam, May 2006.

27. Byomkesh Manna, Dilruba Nasrin, Suman Kanungo, Subhasis Roy, Determinants of Healthcare Seeking for Diarrhoeal Illness in Young Children in
Urban slums of Kolkata, Sociedade Americana de Medicina Tropical e Higiene, 2013.

APÊNDICES

10.1 APÊNDICE_1 FICHA DE INFORMAÇÃO

Um programa MPH conjunto entre a Universidade Wolaita Soddo e o Instituto Continental de Saúde Pública de Addis está a investigar a prevalência de doenças diarreicas e factores associados em crianças com menos de cinco anos de idade na cidade de Soddo.

Saudações:

Olá, o meu nome é Estou aqui hoje para recolher dados sobre a incidência de diarreia

e os factores associados. O estudo está a ser realizado por Kedir Addisu da Universidade Wolaita Soddo e do Instituto Continental de Saúde Pública de Addisu. O objetivo deste estudo é determinar a prevalência de doenças diarreicas e os factores associados em crianças com menos de cinco anos de idade na cidade de Soddo.

Peço-vos que participem neste estudo e que dêem uma resposta sincera.

A sua cooperação e vontade de ajudar ajudarão a identificar o problema da diarreia e os factores que contribuem para o mesmo.

O estudo assumirá a forma de uma entrevista e ser-lhe-á pedido que disponha de algum tempo, cerca de 15-20 minutos, para nos ajudar neste estudo. O seu nome não aparecerá neste formulário e nunca será utilizado em relação às informações que nos fornecer.

Não há riscos envolvidos na participação neste estudo, para além do tempo que despende a responder ao questionário. Todas as informações que fornecer serão mantidas estritamente confidenciais (os responsáveis pela recolha de dados receberão instruções pormenorizadas de confidencialidade para guardar as informações sobre cada agregado familiar). A sua participação no estudo é voluntária e não é obrigado a responder a nenhuma pergunta a que não queira responder. Se se sentir desconfortável com alguma pergunta, tem o direito de se retirar em qualquer altura.

Consultor Dr. Amare Vorku (MD, MPH)

Endereço: Addis Abeba

Telemóvel ....

e-maila adtaddese@gmail.com

INVESTIGADOR PRINCIPAL Ato Kedir Addisu (Bsc, MPH)

Cellphone+251916832027

E-mail-kediraddisu@gmail.com

10.2 APÊNDICE_2 FORMULÁRIO DE CONCENTRAÇÃO

Ao assinar abaixo, concordo em participar no estudo intitulado "Prevalência de doenças diarreicas e factores associados em crianças com menos de cinco anos de idade na cidade de Soddo".

Fui informado de que o objetivo deste estudo era determinar a prevalência da diarreia e os factores associados em crianças com menos de cinco anos de idade.

Compreendo que a participação neste estudo é totalmente voluntária. Fui informado(a) de que as minhas respostas às perguntas não serão divulgadas a ninguém e que não serei identificado(a) de forma alguma em qualquer relatório sobre este estudo. Fui igualmente informado(a) de que a minha participação ou não participação ou a minha recusa em responder às perguntas não terá quaisquer consequências para mim. Compreendo também que não existem riscos envolvidos na participação neste estudo.

Estaria disposto a participar neste estudo?

1. sim Continuar na .... página seguinte
2. .... Continuar para o próximo participante

Apercebi-me de que Kedir Addisu era o meu ponto de contacto se tivesse alguma dúvida sobre o estudo ou sobre os meus direitos enquanto participante no estudo.

Assinatura do arguido ....

.... Nome e assinatura do entrevistador data..................

Resultados do questionário

1. finalizado
2. Parcialmente concluído
3. Rejeitado

10.3 APÊNDICE_3 QUESTIONÁRIO EM INGLÊS

Programa conjunto de mestrado da Universidade de Wolaita-Soddo e do Instituto de Saúde Pública de Addis Continental Questionário para determinar a prevalência e avaliar os factores associados às doenças diarreicas em crianças com menos de cinco anos de idade na cidade de Soddo.

PARTE 1: Características sócio-demográficas das mães com um filho (0-5 anos de idade)

Nota: Faça um círculo à volta de uma das opções sugeridas e escreva se for dada outra ideia ou resposta.

NÃO.	Questão	Resposta	Remarque
101	Idade da mãe (em anos)	-----------------(em anos)	
102	Etnia	.... Volaita1 .... Tigree2 .... Amahra3 .... Oromo4 .... Gurage5 .... Outros6	

103	Religião	.... Evangélico1 .... Ortodoxia2 ....Muçulmano3 .... Católica4 ....Outros5	
104	Estado civil	.... Casado1 ....Solitário2 .... Divorciado3	
		.... Viúvo4	
105	Educação	.... Analfabeto1 Ler e .... escrever2 Primário (1-8)................................ 3 Ensino secundário (9-12).............. 4 Ensino superior5	
106	Tamanho da família	------------- (em quantidade)	
107	Número de crianças com menos de 5 anos no agregado familiar	----------------(em quantidade)	
108	profissão de maternidade/enfer magem	.... Oficial de lançamento1 contra ....trader2 .... Dona de casa3 .... Trabalhadores não pertencentes à administração pública4 .... Outros5	

109	Profissão do pai	....Funcionário público1 ....Comerciante2 ....Rendimento privado3 ....Trabalhadores não ....governam	
110	Rendimento mensal	......................................<500Birr1 ....500-1000Birr2	
		.... >1000Birr3 .... Não sei4	
111	Diretor Agregado familiar	....Marido1 ....sam2 ....Outros3	
112	Idade da criança	............................(mês)	
113	Sexo da criança	....Humano1 ....Mulher2	
114	A ordem dos filhos	....Primeiro1 .... Segundo2 .... Outros3	
115	Quanto Quantas vezes já deste à luz?	..............................(em quantidade)	
116	Toda a gente está viva desde o nascimento?	....Sim1 ....NO2	

117	Tem alguma fonte de informação sobre a diarreia?	....Sim1 NO2 ...... se NÃO Saltar	**201**
118	Em caso afirmativo, de que tipo de fonte se trata?	..............................TV1Sim ....2No. ....Radio1ja ....2No. Profissão do .....médico1 sim	
		2..................Não .... Igreja1 sim ....2No. .... outro1 sim ....2No.	

Segunda parte: A relação entre variáveis de habitação e saneamento e doenças diarreicas

Código	**Questão**	**Resposta**	**Remarque**
201	Revestimentos para pavimentos de espaços habitacionais	....Sujidade1 ....Árvore2 ....Cimento3 ....Outros4	
202	Fonte de água potável	.... Mola protegida1 .... Mola desprotegida2 .... Conduta privada/guindaste3 ....Linha pública/tap4 ....Poço escavado sem protecção5	

203	Tempo necessário para procurar água (em minutos)	<15 .... minutos1. 16-30 .... minutos2 >30 .... minutos3	
204	Consumo diário de água (em litros)	.... <201 .... 21-302 ....>303 .... Não sei4	
205	Disponibilidade de uma casa de banho	..........Disponível1 .... Não existe em stock2 .... se não houver skip^^^^	211
206	Tipo de casa de banho	..........Latrina de fossa simples1 Casa de banho com .... fugas de água2 .... Latrina de fossa melhorada ventilada3 Outros4	
207	Ter uma casa de banho	.... Propriedade privada1 .... Partilhado2	
208	Cobrir a fossa	.... Presente1 .... Ausente2	
209	Fezes à volta da fossa/laje/piso Latrina	.... Sim1 .... NO2	
210	Fezes como parte de	.... Sim1 ....NO2	

211	Processo de eliminação de resíduos sólidos	.... Fossa/incineração1 .... Bin2 .... Campo aberto3 .... Outros4	
212	Disponibilidade de um método de eliminação de resíduos líquidos	....sim1 ....NO2	
213	Disponibilidade de água na latrina	.... Sim1 NO2 ...., se não o tiver, deixe-o de fora.	301
214	Disponibilidade de sabão/outros materiais e água para lavar as mãos	....Sim1 ....NO2	
215	Lavagem prática das mãos quando se utiliza a latrina	.... Sim1 .... NO2	
216	Em caso afirmativo, que materiais utiliza para lavar as mãos?	.... Apenas água1 Água e .... sabão2 Água e outros materiais3	

Terceira parte: Relação entre cuidados infantis, práticas de higiene e conhecimentos maternos e doenças diarreicas

301	Local de nascimento da criança	.... Casa1 .... Estabelecimento de saúde2	
302	Tempo de saída do leite materno após o parto	no prazo de uma .... hora1 numa ....hora2 Seis ....horas mais tarde3 ....Outros4	
303	Frequência da lavagem das mãos por dia	.... (uma vez)	

304	Sabes como se transmitem as doenças diarreicas?	..........................Sim1 Não2 ....se não saltar	**401**
305	Em caso afirmativo, em quanto?	.... Microorganismo1 sim ....2No. Beber água não segura.... 1... ...sim ....2No.	
		Sem instalações sanitárias .....1 ..... sim ....2No. Não há prática de lavagem das mãos ... 1... ...sim ....2No. Não é praticado o aleitamento materno. 1 sim 2.. Não	

Quarta parte: Estimativa da prevalência de doenças diarreicas em crianças com menos de cinco anos de idade

401	O seu filho teve diarreia durante estas duas semanas?	.... Sim1 ....NO2	
402	Em caso afirmativo, a idade da criança	....<6meses1 6-11 .... meses2 12-23 .... meses3 24-59 ....meses4	
403	Amamenta os seus filhos doentes?	.... Sim1 ....N.º 2	

404	Se sim, na pergunta Q403, durante quantos meses foi amamentada?	<6 .... meses1 6-11 .... meses2 12-23 .... meses3 13-24 .... meses4 25-59 ....meses 5	

10-4 ANNEX_4 AMHARIC VERSION QUESTIONER AND CONCENT FORM

<u>የመረጃናየፈቃደኝነትማረጋገጫ</u>

ሀ. <u>የጥናቱመረጃ</u>

እንደምንአደሩ፤እንደምንዋሉ፤እንደምንአመሹ(እንደአስፈላጊነቱ)እኔስሜ---------------------እባላለሁ፡፡የመጣሁትየወላይታሶዶዩኒቨረስትየሀብረተሰብጤናትምህርትቤትየማስተረስዲግሪተማሪየሆኑትአቶከዲርአድሱከአምስትዓመትበታችባሉትህፃናትላይየሚከሰተዉንተቅማጥእናተያያዥየሆኑነገሮችንበሚመለከትጥናትለማድረግመረጃእየሰበሰቡኩ ስለሆነ አንዳንድጥያቀዎችንላቀርብልዎእፈልጋለሁ፡፡ስሞትከመረጃዉጋርአይካተትም፤የሰጡኝንመረጃሁሉበምስጥርእንድጠበቁልዎቃልእገባለሁ፡፡ይህንንምለማድረግከእኔጋርወደግማሽሳዓትእንቆያለን፡፡

ይህጊዜዎትንየማይዝቢሆንምመላዉንህፃናትንሊጠቅምየሚችልየአገልግሎትጥራትማሻሻያለማድረግየሚያግዚበመሆኑእን ድተባበሩኝእጠይቅዎታለሁ፡ የተወሰኑደቂቃዎችንባነጋግረዉፈቃደኛነዎት?

ፈቃደኛ ነኝ ☐ ፈቃደኛአይደለሁም ☐

ለ.<u>የፈቃደኝነትመረጃ</u>

የምርምርጥናቱክፍልየሆኑመረጃዎችእናሂደቶችተበራርተዉልኛል፡፡እኔምበተብራራልኝመንገድተረድችያለዉ፡፡ ምርምሩምንምአደጋየማያስከትልበመሆኑለሚያደርጉትተሳትፎየካሳክፍያአይኖረዉም፡፡

ስለዚህበዚህየምርምርጥናቱላይለመሳተፍፍቃደኛመሆነንበፊርማየአረጋግጣለዉ ፡፡

ፊርማ----------

መጠይቅዩተደረገበት ቀን.....................................የቀበሌ ስም......................ጎጥ........................

የጠያቅ ስም (ኮዲ) --------- ☐

ተ.ቁ	ጥያቄ	መልስ	ወደሚቀጥለዉ
101	የእናት ዕድሜ (በዓመት)	--------------- ዓመት	
102	ብሄረሰብ	ወላይታ……………………………1 ትግሬ……………………………2 አማራ……………………………3 ኦሮሞ……………………………4 ጉራጌ ……………………………5 ለላካለ(ይገለጽ)………………………6	
103	ሐይማኖት	ፕሮተስታንት………………………1 ኦርቶዶክስ………………………………2 ሙስልም……………………………………3 ካቶልክ ……………………………………4 ሌላ(ይገለጽ)……………………………… 5	
104	የጋብቻሁነታ	ያገባ………………………………………1 ያላገባ……………………………………2 የፈታ………………………………………3 በሞት የተለየ……………………………4	
105	የእናትትምህርትደረጃ	ያልተማሬች………………………………1 ማንበብ እናመፃፍየሚችል………………..2 ከ1-8 ኛክፍል……………………………3 ከ9-12ኛክፍል……………………………4 ድፍሎማ እና ከዛ በላይ…………………..5	
106	የቤተሰብቁጥር	------------------------(በቁጥር)	

107	ከአምስትዓመትበታችህጻና ትብዛት	------------------------(በቁጥር)	
108	የእናትሥራ	የመንግስት ሠራተኛ……………………1 ነጋዴ…………………………………2 የቤት እመቤት…………………………3 መንግስታዊ ያልሆነድርጅት………………4 ለላ ካለ(ይገለጽ)…………………………5	
109	የባለቤትዎሥራምንድነዉ?	የመንግስትሠራተኛ……………………1 ነጋዴ…………………………………2 በግል የሚሠራ…………………………3 መንግስታዊያልሆኔድርጅት………………4 ለላካሌ(ይገለፅ)…………………………5	
110	የወርገቢዎትምንያህልነዉ?	ከ500 ብርበታች…………………………1 ከ500-1000 ብር…………………………2 ከ1000 ብርበላይ…………………………3 አላዉቂም……………………………4	
111	የቤቱኃላፊማነዉ?	ባሌበቱ………………………………1 እኔ ራሴ (የህፃኑእናት)………………2 ሌላ ካሌ(ይገለጽ)………………………3	
112	የህፃኑእድሜ	---------------------- (በወር)	
113	የህፃኑፆታ	ወንድ…………………………………1 ሴት…………………………………2	
114	ይህህፃንበስንተኛደረጃላይየ ተወለደነዉ?	የመጀመርያ……………………………1 ሁለተኛ………………………………2	

		ሌላ ካሌ (ይገለጽ)...............................3	
115	እርስዎበጠቅላላስንትልጅወለዱ?	------------------------(በቁጥር)	
116	ሁሉምልጆችበህይዎትአሉ?	አዎ..1 አይደለም....................................2	
117	ስለተቅማጥበሽታሰምተዉያዉቃሉ?	አዎ..1 አደለም............	201
118	አዎ ከሆነ ከየትሰሙ?	ከተሌቭዥን..........................አዎ......1 አይደለም....2 ከሬድዎ....................አዎ...............1 አይደለም...........2 ከጤናባሌሙያ ....አዎ.........1 አይደለም............2 ከቤተክርስትያን..............አዎ...............1 አይደለም..................2 ሌላ ካሌ (ይገለጽ)...........አዎ...............1 አይደለም........2	

ክፍል ሁለት፡፡አጠቃላይየቤትናየኑሮሁኔታንእንድሁምከንጽህናጋርየተያያዙሁነታዎችንየሚዳስሱጥያቀዎች			
201	የቤትዎ ወለል ከምን ተሠራ?	በጭቃ……1 በእንጨት……2 በስምንቶ……3 ሌላ ካሌ (ይገለጽ)……4	
202	እርስዎ የሚጠቀሙበት ዉሃ ምንጭ ከየት ነዉ?	ንጽህናዉ የተጠበቀየምንጭዉሃ……1 ንጽህናዉ ያልተጠበቀየምንጭዉሃ……2 የግል ቦንቧዋዉሃ……3 የህዝብቦንቧዋዉሃ……4 ሌላ ካለ(ይገለጽ)……5	
203	ዉሃያለበትንቦታለመድረስምንያህ ልጊዜይወስዳል?	≤15……1 15-30……2 ›30…… 3	
204	እርስዎበአንድቀንስንትሌትርዉሃ ይጠቀማሉ?	ከ20 ሌተርበታች……1 ከ21 እስከ30 ሌትር……2 ከ30 ሌተርበላይ……3 አላዉቂም…… .4	
205	ሽንትቤትአለዎት?	አዎ……1 የለም……2 →	301
206	አዎከሆነምንዓይነትሽንትቤትነዉ. ?	ቀላል መደበኛሽንት ቤ ት ……1 በዉሃየሚሠራ……2 የአየርመግቢያናመዉጫያለበት……3 ለላካለ(ይገለጽ)……4	

207	ሽንትቤቱየማነዉ?	የግል..1 የጋራ..2	
208	ሽንትቤቴዎክዳንአለዉ?	አዎ..1 የለም..2.	ወደሚቀጥለዉ
209	በሽንትቤቴዎቀዳዳላይወይምበቀዳ ዳዉዙርያሠገራይታያል?	አዎ..1 የለም..2	
210	በሽንትቤቴዎከቀዳዳ ዉጭበወለልላይሠገራይታያል?	አዎ..1 የለም..2	
211	ደረቅቆሻሻእንደትይደረጋል ?	እናቃጥላለን................................1 ሰብስበንአንድቦታላይእናስቀምጣለን...........2 በሜዳእንበትናለን.............................3 ለላ ካለ(ይገለጽ)...............................4	
212	የፈሳሽቆሻሻመጠያአለዎት?	አዎ..1 የለም..2	
213	ከሽንትቤትመልስየእጅመታጠቢያ ዉሃአለዎት?	አዎ ....1 የለም	→ 301
214	ዎ ከሆነከዉሃዉጋርሳሙናወይምአ መድአለ?	አዎ ....1 የለም..................................2	
215	ከሽንትቤትመልስእጃንይታጠባሉ ?	አዎ..1 የለም..2	
216	አዎ ከሆነ ምን ይጠቀማሉ ?	ዉሃብቻ.....................................1 ዉሃናአመድ...............................2 ዉሃናሳሙና...............................3 ሌላካለ(ይገለጽ)...............................4	

ክፍልሦስት፡ የህፃናትእንክብካበ፣ከንጽህናተግባርእና ከተቅማጥእዉቀት‚ጋርተያይዞ ያለዉግንዛበ ዳሰሳ ጥያቄ			
301	ልጆዎትንየትወለዱ?	ቤት……………………………1 በጤና ተቋም…………………………2	
302	ከወለዱቦኃላጡትማጥባትየጀመሩትመ ቼነዉ?	ወድያዉኑ በአንድሳዓትዉስጥ……..1 ከወለድኩበት አንድሳዓትቦኃላ………2 ከ6ሳዓት ቦኃላ……………………..…3 ለላ ካለ (ይገለጽ)……………………4	
303	በቀን እጆዎትን ስንተ ይታጠባሉ?	------------------ጊዜ(በቁጥር)	
304	እርሰዎ የህፃናት ተቅማጥ በሽታየሚመጣበትን መንገድ ያዉቃሉ?	አዎ……………………………….1 አይደለም………	401
305	አዎከሆነበምንይተላለፋል?	በጥ ቃቅን ህዋስያን …አዎ……….. 1 አይደለም……2 ንፅህናዉ የጎደለዉሃበመጠጣት..አዎ..1 አይደለም…..2 ሽንት ቤትካለመኖር………አዎ…1 .አይደለም…..2 እጅ ባለመታጠ…………አዎ……..1 አይደለም….2 ጡትአለማጥባት……….አዎ……..1 አይደለም…..2	

ክፍልአራትከአምስትዓመትበታችየሆኑህፃናትላይየሚከሰትየተቅማጥበሽታንየሚዳስሱጥያቀዎች፡			
401	በዚህሁለት ሳምንት ዉስጥበተቅማጥ የታመመ ህፃንአለ?	አዎ……………………………1 የለም……………………………2	
402	አዎ ከሆነ የህፃኑ ዕድመ ስንት ነዉ ?	………………………(በወር)	
403	የታመመዉ ህፃን ጡት ጠብቶ ነበረ?	አዎ ………………………1 አይደለም…………………..2	
404	አዎከሆነምንያህልጊዜነዉየጠባዉ?	ከ6ወር በታች…………………1 ከ6ወር-11ወር…………………2 ከ12-23ወር……………………3 ከ24-59 ወር…………………..4	

ጊዜዎትን ሰዉተዉ ይህንን ጠቃሚ መረጃ ስለሰጡኝ በጣም አመሰግናለሁ፡፡

ለላ አስተያየት ካለዎት ሊነግሩኝ ይችላሉ፡፡

……………………………………………………………………………………………………

……………………………………………………………………………………………………

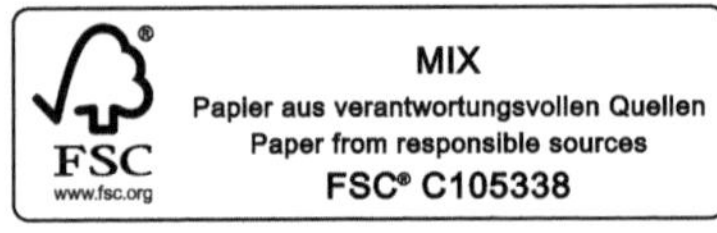

Printed by Books on Demand GmbH, Norderstedt / Germany